DE

LA MÉTHODE

GALVANO-CAUSTIQUE

APPLIQUÉE

1o A la cure radicale des Tumeurs et des Fistules lacrymales ;

2o A la guérison spontanée de la Cataracte;

3o A l'opération de la Pupille artificielle;

4o Au Strabisme passif ou musculaire

5o Aux Tumeurs chroniques des Paupières;

6o A l'Entropion et à l'Ectropion.

Par le Dr **TAVIGNOT**

Professeur d'ophthalmologie,
Ex-Chirurgien interne des Hôpitaux de Paris, et Chef de clinique des maladies des yeux,
à l'hôpital de la Pitié;
Membre correspondant de la Société médico-chirurgicale pratique de Bruxelles,
Membre honoraire de la Société anatomique, de la Société médicale
d'Emulation et de la Société des Gens de lettres.

DEUXIÈME ÉDITION

PARIS

CHEZ ASSELIN, LIBRAIRE,
4, place de l'Ecole-de-Médecine,

ET CHEZ L'AUTEUR, 14, RUE DE PORT-MAHON.

1862

DE

LA MÉTHODE

GALVANO-CAUSTIQUE

APPLIQUÉE

1o A la cure radicale des Tumeurs et des Fistules
   lacrymales ;
2o A la guérison spontanée de la Cataracte;
3o A l'opération de la Pupille artificielle;
4o Au Strabisme passif ou musculaire
5o Aux Tumeurs chroniques des Paupières;
6o A l'Entropion et à l'Ectropion.

Par le Dr TAVIGNOT

Professeur d'ophthalmologie,
Ex-Chirurgien interne des Hôpitaux de Paris, et Chef de clinique des maladies des yeux,
à l'hôpital de la Pitié,
Membre correspondant de la Société médico-chirurgicale pratique de Bruxelles,
Membre honoraire de la Société anatomique, de la Société médicale
d'Émulation et de la Société des Gens de lettres.

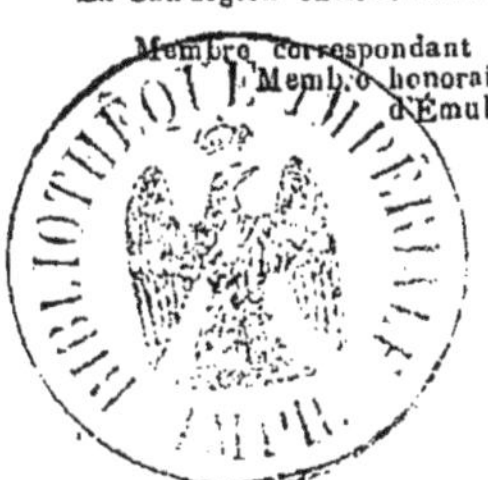

DEUXIÈME ÉDITION

PARIS

CHEZ ASSELIN, LIBRAIRE,
4, place de l'Ecole-de-Médecine,

ET CHEZ L'AUTEUR, 14, RUE DE PORT-MAHON.

1862

PARIS. — TYPOGRAPHIE DE COSSON ET COMPAGNIE,

RUE DU FOUR-SAINT-GERMAIN, 43.

DE LA MÉTHODE

GALVANO-CAUSTIQUE

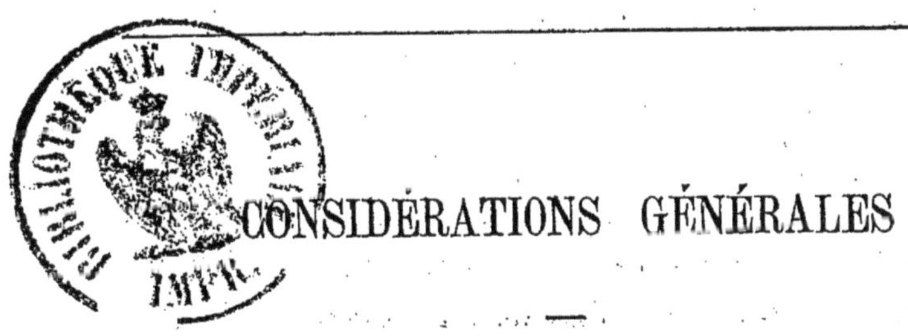

CONSIDÉRATIONS GÉNÉRALES

Cette monographie se divise en deux parties distinctes :

La première comprend un exposé général et substantiel de la méthode galvano-caustique dans ses diverses applications;

La deuxième est consacrée surtout à l'examen des faits cliniques qui viennent attester l'efficacité de la méthode nouvelle.

Nous croyons avoir à peu près tout dit, de ce que nous avions à dire, dans la première partie de ce travail, en ce sens que les principes généraux que nous avons formulés, à propos de chacune des applications faites par nous à tel ou tel cas particulier, n'étant guère susceptibles d'être modifiés dans leur ensemble, resteront évidemment tels que nous les avons indiqués.

L'exposé des faits cliniques, avec les réflexions pratiques qu'ils suggèrent, devient, au contraire, extensible à l'infini, en ce sens que, des observations nouvelles s'ajoutant de jour en jour aux anciennes, il n'offre de limites réelles que celles que l'on veut bien lui assigner.

Obligé de nous restreindre dans de certaines limites, il nous a paru plus rationnel et plus utile de ne pas disséminer nos forces, en rapportant, çà et là, quelques faits isolés, à propos de chacune de nos divisions principales, car ces faits par eux-mêmes n'eussent rien résolu dans le sens qui est, ici, appelé à prévaloir; ils eussent établi que, dans tel ou tel cas particulier, notre méthode était susceptible de guérir, ce que personne ne saurait sérieusement mettre en doute, au lieu de prouver qu'elle domine de très-haut, et par le principe de son action, et par l'idée même qui lui sert de guide, toutes les méthodes de nos devanciers.

Devant faire un choix, et le faire aussi probant que possible, il nous a semblé qu'il était préférable de démontrer, tout d'abord, que la méthode galvano-caustique guérissait là où la plupart des traitements anciens ont échoué d'une manière constante : nous avons nommé la Tumeur et la Fistule lacrymales.

Plus tard, et dès que le temps nous le permettra, nous réunirons de nouveaux matériaux à l'appui des doctrines nouvelles que nous venons d'exposer.

APPAREIL INSTRUMENTAL

Il se compose : 1° de nos instruments particuliers destinés à utiliser anssi favorablement que possible la puissance galvanique de la pile; 2° de la pile Grenet elle-même, que tout le monde connaît.

On prépare de la manière suivante le liquide de la pile :

On verse dans son intérieur deux litres d'eau et 3 décil. 1/2 d'acide sulfurique à 66 degrés. L'eau s'échauffe très-sensiblement. On ajoute alors 150 à 200 gr. de bichromate de potasse. Quelques minutes après, la pile fonctionne.

On peut reconnaître à la teinte de la liqueur, surtout avec quelque habitude, son degré de saturation. Pour cela, on prend une soucoupe ou une capsule, soit de porcelaine, soit de faïence blanche, que l'on plonge dans le bain. Si, lorsqu'on retire la capsule, *le liquide* est *vert* ou *vert jaunâtre*, c'est un indice certain qu'il faut remettre du bichromate de potasse et un peu d'acide sulfurique, jusqu'à ce que *la solution prenne une teinte jaune rougeâtre*. Si, ensuite, on introduit dans le bain une plaque de zinc amalgamée, et qu'en la retirant on la trouve recouverte d'un dépôt visqueux d'une teinte jaunâtre y adhérant, c'est une marque qu'il y a excès d'acide sulfurique; il suffit alors d'ajouter de l'eau jusqu'à ce que la liqueur devienne plus limpide.

Autant que possible, il est préférable de ne jamais laisser le liquide arriver à la couleur verte; à cet effet, on l'entretient, en temps opportun, d'acide et de bichromate.

On peut, avec avantage, au lieu de mettre dans le bain, ayant déjà servi, du bichromate de potasse pulvérisé ou en cristaux, y verser une solution chaude et concentrée de cette substance.

Cette solution s'obtient en faisant dissoudre, *jusqu'à saturation*, du bichromate de potasse dans l'eau bouillante.

La solution, ne dégageant aucune vapeur insalubre, peut rester en vase découvert.

Grâce à la pédale de la pile, qu'il abaisse à volonté avec le pied, le chirurgien est maître absolu de l'agent qu'il emploie; il lui suffit de vouloir, pour obtenir instantanément un courant électrique faible ou un courant fort, et il lui suffit de cesser la pression du pied pour le supprimer aussitôt.

Je ne puis donc que répéter avec M. P. Broca : M. Grenet a rendu un grand service à la chirurgie contemporaine par l'invention d'une pile à un seul liquide, et d'un fonctionnement si merveilleux de simplicité.

CHAPITRE PREMIER

EXPOSÉ GÉNÉRAL DE LA MÉTHODE GALVANO-CAUSTIQUE
DANS SES DIVERSES APPLICATIONS.

Nous allons passer successivement en revue les applications que nous avons faites, jusqu'à présent, de notre méthode galvano-caustique à différents états morbides dont l'appareil oculo-palpébral peut être le siége, et cela en suivant l'ordre tracé par nous et indiqué plus haut.

§ I.

De la Méthode Galvano-Caustique appliquée à la cure radicale des tumeurs et des fistules lacrymales.

On commence, s'il s'agit d'une tumeur lacrymale, par vider complétement le sac, à l'aide d'une pression digitale aussi soutenue que possible; puis on procède à l'opération de la même manière que s'il s'agissait d'une fistule, car le traitement est pareil dans les deux cas.

La tête étant convenablement fixée par l'aide, qui relève en même temps la paupière supérieure, le chirurgien saisit, avec une pince ordinaire, le bord interne de la paupière supérieure, un peu en dehors du conduit lacrymal, et l'attire légèrement à lui.

Cela fait, il applique le fil de platine de la tige gal-

vano-caustique sur le point lacrymal, en ayant soin
de donner au manche de l'instrument une position
qui lui permette d'agir dans la direction connue du
conduit lacrymal, conduit qu'il s'agit de supprimer,
dans une étendue de $0^m,003$ à $0^m,004$ environ.

La pression du pied sur la pédale de la pile rend
aussitôt le platine incandescent, et en trois secondes
l'opération est tout à la fois commencée et terminée.

Si l'opération doit être complétée dans une seule
séance, les mêmes manœuvres sont répétées aussitôt
sur le conduit lacrymal inférieur ; sinon on remet à huitaine la cautérisation galvanique du conduit inférieur.

L'opération ainsi exécutée est à peine douloureuse ;
les sujets les plus pusillanimes m'ont avoué qu'ils s'at-
tendaient à beaucoup plus de souffrances qu'ils n'en
avaient éprouvé en réalité. Ce résultat est dû évidemment à la rapidité même de l'action produite par l'in-
tensité du calorique qui s'accumule à l'extrémité de
notre tige galvano-caustique dans un temps donné.

Tout est fini alors, car ce n'est que très-exception-
nellement et dans les cas où la peau du sac lacrymal,
distendue à l'excès, est menacée d'une perforation prochaine, qu'il m'a paru utile de ménager une issue im-
médiate à la suppuration en établissant une sorte de
fistule artificielle, à l'aide de ma tige galvano-caustique.

La durée de cette ouverture accidentelle n'est d'ailleurs que momentanée et le trajet fistuleux se ferme de
lui-même dès que l'occlusion des conduits est deve-
nue définitive.

Quelques compresses imbibées d'eau fraîche, un régime approprié , un purgatif, une poudre propre

à activer les sécrétions de la muqueuse nasale, plus la défense absolue de presser sur le sac, constituent toutes nos prescriptions ordinaires après l'opération.

Les manœuvres opératoires que nous venons d'indiquer sont délicates à exécuter, en ce sens qu'on agit sur des points très-limités et infiniment petits, avec des instruments eux-mêmes très-déliés; nous les exécutons, néanmoins, avec une précision et une facilité extrêmes, grâce à la méthode elle-même qui nous permet de faire agir l'instrument à l'instant seul où il nous convient qu'il agisse.

On comprend aisément, en effet, qu'il soit bien plus facile de manier une tige métallique à froid, tige que l'on peut placer à loisir là où elle doit l'être, que de se servir d'un fer rouge qui commence d'abord par se refroidir, si l'on hésite un peu, et qui cautérise tout ce qu'il touche avant de cautériser le point essentiel.

Désormais, aucun doute n'est plus possible à cet égard : la cautérisation galvanique, telle que nous la pratiquons, avec la pile Grenet, est une manière de faire bien supérieure, sous tous les rapports, aux autres moyens plus ou moins analogues. On pourra procéder autrement, on pourra peut-être faire aussi bien, mais je suis certain, dès à présent, qu'il ne sera pas possible de faire mieux.

§ II.

De la Méthode Galvano-Caustique appliquée à la guérison spontanée de la Cataracte.

J'appelle guérison spontanée de la cataracte celle qui s'opère sur place et d'elle-même, dès que, grâce à l'in-

tervention de l'art, le corps opaque qui fait obstacle à la vision se trouve dans des conditions nouvelles et favorables à cette guérison.

L'intervention de l'art et celle de notre méthode en particulier restent donc tout à fait distinctes des procédés antérieurs par lesquels on s'attaquait directement à la cataracte elle-même, en pratiquant *le broiement*, *l'abaissement* ou *l'extraction* de l'appareil cristallinien.

L'idée première qui m'a conduit à provoquer la guérison spontanée de la cataracte ne m'appartient pas en réalité ; elle n'est point non plus d'origine française. Elle a été introduite dans la pratique par Jœger, et ensuite par Hering, son gendre ; Conradi et Tyrrel l'ont également préconisée, et beaucoup d'autres spécialistes plus tard ; c'est le docteur Szokalski qui l'a surtout fait connaître en France.

Quoi qu'il en soit, constatons tout d'abord que si, de tous les moyens préconisés jusqu'alors, la manière de Jœger était la plus simple et la plus inoffensive, elle était loin de fournir des résultats aussi satisfaisants qu'on aurait pu en espérer *à priori*.

Était-ce faire assez, en effet, surtout sur des sujets un peu avancés en âge, que de débrider la capsule antérieure du cristallin et d'abandonner le corps opaque à l'action dissolvante de l'humeur aqueuse et à l'absorption ultérieure des membranes oculaires ?

N'était-il pas évident qu'en plaçant tout à la fois la cataracte dans les conditions anatomiques nécessaires à sa désagrégation moléculaire, d'une part, tandis que l'on ajoute, d'une autre part, à la puissance d'absorption de l'œil lui-même, on a par cela seul résolu les deux termes du problème? et c'est ce que la méthode galvano-caustique permet d'obtenir.

Il importe, pour bien comprendre les détails dans lesquels nous allons entrer, de se rappeler ce que tout le monde sait, soit sur l'action calorifique, soit sur l'action chimique de telle ou telle pile. C'est, en effet, sur ces données fondamentales que reposent les deux procédés suivants, que nous allons faire connaître sous les noms de : 1° procédé galvano-caustique, 2° procédé galvano-chimique.

1° *Procédé galvano-caustique.* — Nous l'avons successivement exécuté de trois manières différentes :

A. Nous agissons sur la cataracte d'avant en arrière, à l'aide de notre tige métallique, qui a pénétré jusqu'à elle par la circonférence externe de la cornée.

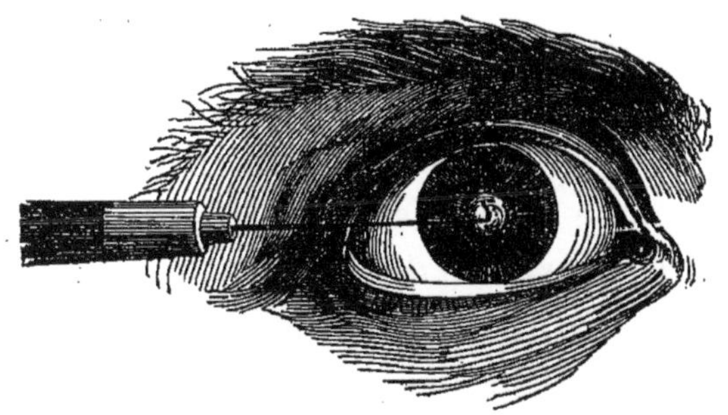

Tige galvano-caustique dans la chambre antérieure de l'œil et prête à fonctionner.

B. Nous attaquons le corps opaque à l'aide de deux aiguilles introduites par la cornée ou par la sclérotique, et dont le contact provoque l'action galvano-caustique.

C. Enfin, avec une aiguille à tige bifide, nous pénétrons par la sclérotique, comme s'il s'agissait de pratiquer l'abaissement classique; puis, lorsque l'extrémité lancéolaire de l'instrument est en contact avec la capsule antérieure du cristallin, la pile est mise en activité un instant, lequel suffit pour produire une perte de substance nécessaire à l'action de l'humeur aqueuse.

Quoi qu'il en soit, ce procédé galvano-caustique que nous venons de résumer dans ses différents modes d'exécution, nous a conduit bientôt à la découverte du procédé galvano-chimique, d'une simplicité plus grande encore; de telle sorte que c'est à ce dernier que nous donnons, aujourd'hui, la préférence dans la grande majorité des cas.

2° *Procédé galvano-chimique.* — La personne cataractée étant disposée convenablement d'après les règles ordinaires, le chirurgien fait placer l'électrode positif de la pile à la région temporale, du côté opposé à celui sur lequel il va agir; puis, avec son aiguille, qui communique avec l'électrode négatif, il arrive, par la circonférence externe de la cornée, jusqu'à la capsule antérieure du cristallin, dont il opère le débridement aussi largement que possible, grâce à la dilatation artificielle de la pupille.

L'action de la pile, qui a commencé avec les premières manœuvres, continue alors avec d'autant plus d'efficacité que l'extrémite de l'instrument est maintenant en contact direct, par sa convexité, avec la face antérieure du cristallin opaque, dont elle opère, chimiquement, la transformation, sans provoquer aucune espèce de douleur.

La durée du courant galvano-chimique, bien qu'elle soit subordonnée à la tension plus ou moins forte de la pile et à l'espèce de cataracte soumise au traitement, est toujours assez courte, soit de 50 à 60 secondes, par exemple.

Comme on le voit, ce sont les rayons chimiques que nous utilisons dans ce procédé spécial, et non plus les rayons calorifiques de la pile, comme dans tous les autres. Aussi, la meilleure pile à employer dans l'espèce est celle à petites surfaces et à haute tension, déjà indiquée par le Dr A. Tripier.

Mais je ferai remarquer que l'on arrive, dans l'un comme dans l'autre cas, à un résultat identique qui se traduit à nous par un changement de composition survenu dans les éléments constitutifs de l'appareil cristallinien.

Il ne reste plus, par conséquent, pour compléter la guérison, qu'à soumettre, de deux jours l'un, l'appareil oculaire à l'action électro-magnétique de la pile médicale, afin d'activer de plus en plus la résorption des fragments lenticulaires qui apparaissent encore dans le champ de la pupille.

Les soins consécutifs sont des plus élémentaires. Une réfrigération constante est maintenue sur la région orbitaire pendant les premiers jours; un régime diététique approprié est prescrit; quelques purgatifs de temps en temps, des lotions d'eau belladonée et l'usage de notre poudre révulsive sur la muqueuse nasale constituent l'ensemble du traitement consécutif.

La méthode galvano-caustique, considérée d'une manière générale, ne saurait avoir pour résultat de rétablir immédiatement les fonctions visuelles : il faut que la résorption ait eu le temps d'agir ; ce n'est, par conséquent, que du dixième au quinzième jour qu'il est permis de constater et ce qui a été fait et ce qui reste encore à faire pour rétablir le libre passage des rayons lumineux jusqu'à la rétine.

Règle générale, la guérison est complète du trentième au quarante-cinquième jour.

De la Méthode Galvano-Caustique dans ses rapports avec l'extraction, le broiement et l'abaissement.

Telle est la guérison naturelle de la cataracte, traitée par la méthode galvano-caustique, laquelle se borne à placer le cristallin opaque dans les conditions les plus favorables possibles à sa résorption définitive.

Par cela même qu'elle fait peu, cette méthode expose à peu de dangers, et si sa manière d'agir est lente, en revanche elle est sûre, car rien n'est livré au hasard.

Il n'y a donc plus ici ni heur ni malheur, et la simplicité du résultat répond à la simplicité du moyen.

Est-il nécessaire d'insister, maintenant, pour faire comprendre que, toutes choses égales d'ailleurs, en fait d'opérations importantes, le chirurgien qui fait le plus pour la guérison est celui qui se borne à faire le nécessaire, c'est-à-dire le moins possible ; car le danger inhérent à chaque opération pratiquée sur les yeux résulte lui-même de la réaction plus ou moins intense de l'organisme, laquelle, pour une région déterminée, est nécessairement proportionnelle à l'étendue des désordres produits par nos instruments.

Dans l'extraction, l'opérateur pratique à la partie antérieure de l'œil une trouée relativement énorme, laquelle doit livrer passage au corps opaque, et ne donne que trop souvent issue, en même temps, à l'humeur vitrée ou à l'iris. On sait avec quelle promptitude la cornée ainsi divisée tombe parfois en gangrène, entraînant avec elle la perte définitive de l'œil ; en conséquence, on peut dire de l'extraction : si ses succès sont admirables, ses insuccès, en revanche, sont terribles.

L'extraction est donc, en définitive, une opération d'une incontestable gravité.

Dans le broiement, l'instrument qui a pénétré par la sclérotique et traversé la choroïde ne saurait agir sur l'appareil cristallinien sans dilacérer plus ou moins les cellules hyaloïdiennes du corps vitré, ébranler ou contusionner l'iris, tout en abandonnant, d'un seul coup, à l'absorption une masse considérable de fragments dont celle-ci ne peut faire promptement justice qu'en l'absence de toute phlegmasie intercurrente.

Or, sous l'influence de l'état traumatique d'abord et par la présence même de fragments lenticulaires plus ou moins volumineux, il n'est pas rare de voir surgir une inflammation de l'iris, par exemple, laquelle suspend d'emblée le travail d'absorption et, en se prolongeant, devient susceptible de compromettre très-gravement les suites de l'opération la mieux exécutée.

Le broiement, si efficace, d'ailleurs, chez les très-jeunes sujets, expose donc chez l'adulte et le vieillard à des complications très-sérieuses. On sait, en outre, qu'il est loin d'être applicable à tous les cas.

Dans l'abaissement, il est impossible d'éviter non-seulement la dilacération du corps vitré, puisqu'on loge dans son intérieur un véritable corps étranger dont la résorption ne s'effectue qu'avec une lenteur extrême. En outre, ce corps étranger, en se déplaçant, est susceptible de comprimer la rétine ou l'iris; de remonter soit immédiatement, soit plus tard, de manière à apparaître de nouveau dans le champ pupillaire, parfois même à tomber dans la chambre antérieure de l'œil.

Mais, nous le savons tous, l'abaissement, malgré ses bons côtés, expose à beaucoup d'autres accidents que j'ai longuement étudiés et relatés ailleurs (Voy. *Traité clinique des maladies des yeux*, p. 472 à 555), — parmi lesquels le plus grave, à mon avis, est encore la névralgie circumorbitaire, dont la durée se compte par mois et même par années, malgré toutes les ressources de l'art; névralgie circumorbitaire entraînant après elle, à l'instar du glaucôme névralgique dont elle n'est évidemment qu'une des formes, — la forme traumatique, — une cécité complète et définitive.

L'abaissement n'est donc pas encore une méthode exempte de graves reproches, tout le monde en convient; et s'il expose peut-être à un danger présent moins grand que l'extraction, en retour, il ouvre la carrière à des complications nombreuses, très-diverses et trop souvent déplorables.

Que l'on compare maintenant la méthode galvano-caustique avec les méthodes précédentes, au point de vue des lésions chirurgicales que l'œil subit dans ces différents cas, et on sera désormais édifié sur l'importance du progrès que nous avons accompli, sur l'économie de désordres organiques que nous avons réalisée eu égard à un organe aussi délicat et aussi complexe dans sa structure que l'est celui de la vision.

Que faisons-nous à l'œil, en effet, dans notre opération ?

Rien ou presque rien :

Une petite ponction à la circonférence externe de la cornée, pour livrer passage à une tige effilée de platine que nous tenons, pendant quelques secondes, en contact avec le corps opaque, et que nous retirons ensuite avec autant de facilité que nous l'avons introduite.

Que font à l'œil MM. les broyeurs, les abaisseurs et les extracteurs ?

Tout ou presque tout.

Et, dans leur manière de procéder, les instruments les plus petits ne sont pas ceux qui produisent les désordres les moins étendus et les moins dangereux.

Si l'on compare encore les suites de notre canalisation du cristallin avec les soins consécutifs que nécessite l'opération de la cataracte pratiquée par les méthodes anciennes, on constate des différences bien remarquables. Nos opérés, en effet, ne gardent pas même le lit ; ils restent, pendant les premiers jours, dans leur chambre : et dès que la période de réaction est passée, c'est-à-dire du 3° au 5° jour, la liberté leur est rendue; ils peuvent, soit en voiture, soit à pied, prendre un exercice salutaire à leur santé.

§ III

De la Méthode Galvano-Caustique appliquée à l'opération de la pupille artificielle.

Après ce que nous avons dit de la méthode galvano-caustique appliquée à l'opération de la cataracte, il nou sparaît superflu de décrire d'une manière spéciale l'opération de la pupille artificielle.

En effet, on utilise le même kératotome ; on se sert de la même tige galvano-caustique ; on a recours aux mêmes manœuvres, avec cette différence qu'elles sont encore plus simples à exécuter.

D'ailleurs, depuis que j'ai pratiqué pour la première fois l'opération que j'indique maintenant, le procédé est resté le même ; j'ai seulement perfectionné la tige galvano-caustique, et substitué la pile Grenet à la pile de Grove.

Je n'hésite, du reste, pas plus aujourd'hui qu'il y a cinq ans (V. *Monit. des Hôpitaux*, 3 oct. 1857); à considérer la cautérisation galvanique comme supérieure à l'iridectomie, même exécutée avec ma pince-crochet, le plus sûr et le plus simple de tous les instruments à cet usage ; et je ne doute pas que, dans un temps donné, l'opération nouvelle ne finisse par faire oublier l'ancienne.

En effet, si l'on conçoit, dans une certaine mesure, les réflexions critiques qu'a pu faire naître, au premier abord, le traitement de la cataracte par la méthode galvano-caustique, on ne comprendrait guère leur application à la pupille artificielle.

Dans l'espèce, nous n'avons à canaliser qu'une membrane assez mince représentée en partie par l'iris en partie, par des exsudations plastiques, et nous avons toute liberté d'action pour établir une ouverture pupillaire d'une forme assez régulièrement arrondie, là où elle existait primitivement, c'est-à-dire à la partie centrale de l'iris ; or, ce sont là des avantages très-sérieux que n'ont jamais présentés, à un égal degré, les opérations exécutées avec la pince ou le crochet.

De plus, l'imprévu est supprimé ; nous n'avons plus à craindre soit l'hémorragie, qui vient si souvent mas-quer l'aspect des parties profondes, soit une déchirure exagérée ou un décollement illimité de la membrane irienne : accidents toujours possibles lorsqu'on pro-céde à l'iridectomie avec les instruments ordinaires.

§ IV.

De la Méthode Galvano-Caustique appliquée au strabisme passif ou musculaire.

L'application de la méthode galvano-caustique au redressement d'un œil dévié repose tout entière sur cette nouvelle doctrine étiologique du strabisme musculaire que j'ai longuement exposée ailleurs et que l'on peut résumer de la manière suivante :

Dans le strabisme en dedans, par exemple, ce n'est

pas le muscle droit interne qui est trop court, c'est le droit externe qui est trop long. La myotomie oculaire est donc toujours appliquée sans motifs scientifiquement déduits, et le hasard seul nous rend compte de ses succès, lesquels d'ailleurs sont loin d'être communs, si l'on entend parler de succès réels et complets.

Sans rien couper, sans rien détruire, sans mutiler aucun organe, je procède au redressement de l'œil dévié de la manière suivante :

Il s'agit toujours, je suppose, d'un strabisme interne, pour lequel on va agir sur le muscle droit externe.

Le chirurgien, muni d'une pince à crochet, saisit, tout à la fois, et la conjonctive et le muscle droit externe en arrière de son expansion aponévrotique, et, par conséquent, vers le milieu, à peu près, du diamètre transversal de l'œil.

Cette première pince antérieure étant confiée à un aide, l'opérateur répète la même manœuvre avec une deuxième pince qu'il fixe un peu plus en arrière.

Ce repli, muqueux et musculaire tout à la fois, étant ainsi formé, l'aiguille présentée d'abord à froid, puis chauffée galvaniquement, le traverse rapidement de part en part vers sa base, en évitant, bien entendu, tout contact avec la sclérotique.

L'opération ne dure que quelques secondes, et elle a pour résultat de provoquer un raccourcissement des fibres musculaires du droit externe, un retrait de l'œil en dehors, et par conséquent la guérison du strabisme.

Si la première opération n'a amené qu'une amélioration plus ou moins grande dans l'état de l'œil, au lieu de son redressement complet, il faut revenir à une seconde cautérisation intra-musculaire, d'autant mieux qu'il ne survient qu'une réaction insignifiante après l'application de la méthode galvano-caustique.

Lorsque l'on a à traiter une déviation oculaire peu prononcée, ou bien encore une déviation assez étendue, mais de date récente, on peut se borner à toucher superficiellement et rapidement, avec la tige galvano-caustique, un ou deux points de la conjonctive correspondant exactement au trajet de celui des muscles droits dont il s'agit d'activer les fonctions.

Cette manière de faire, d'une simplicité extrême, a sur la cautérisation avec le crayon de nitrate d'argent, déjà utilisée dans le même but par Dieffenbach, Ch. Deval et par moi, l'avantage de mettre plus sûrement à l'abri du développement d'une conjonctivite plus ou moins aiguë, conjonctivite que les malades redoutent surtout quand il s'agit de revenir à une seconde cautérisation.

Lorsque je publiai, en 1853, mes nouvelles recherches sur le strabisme (voy. *Journ. des Conn. médic. chirurg.*, p. 283 et suiv.), j'étais en possession de l'idée-mère de la méthode que je préconise aujourd'hui; et on trouvera dans ce travail la description des divers procédés imaginés par moi pour raccourcir le muscle opposé à la déviation; l'application au cas particulier de la méthode galvano-caustique n'est donc qu'un perfectionnement nouveau apporté à notre manière de faire; mais c'est un perfectionnement important, comme exécution, et que je devais signaler ici avec un intérêt tout particulier.

§ V

De l'application de la Méthode Galvano-Caustique aux tumeurs chroniques des paupières.

Je n'ai que quelques mots à dire sur l'application de la méthode galvano-caustique aux tumeurs si variées qui se rencontrent sur les paupières.

En effet, bien que, d'habitude, je donne la préférence à l'instrument tranchant comme étant plus simple, plus sûr et plus expéditif, je dois reconnaître, cependant, que j'ai, cédant plusieurs fois aux désirs de malades quelque peu craintifs, choisi la cautérisation galvanique de préférence à l'excision. J'ajouterai même que l'un d'entre eux, que j'avais opéré d'un côté par la méthode ordinaire, et que j'ai traité ensuite de l'autre côté par la méthode galvanique, n'a pas hésité à préconiser la dernière aux dépens de la première.

Dans certains cas, d'ailleurs, lorsqu'il s'agit par exemple de productions verruqueuses des paupières, la méthode nouvelle nous a toujours paru préférable à l'ancienne sous beaucoup de rapports.

Notre pince à anneau est utilisée, tout à la fois, pour fixer la paupière et protéger le globe oculaire, et, l'on se sert du fil de platine pour opérer une division linéaire de la peau propice à l'élimination ultérieure de la tumeur palpébrale.

Du reste, la guérison par la méthode galvano-caustique des tumeurs chroniques des paupières est, par elle-même, si facile à obtenir, qu'il me paraît superflu d'entrer dans de plus grands détails à ce sujet.

§ VI

De la Méthode Galvano-Caustique appliquée à l'Entropion et à l'Ectropion.

Nous ne manquons pas, il est vrai, de procédés opératoires propres à guérir l'entropion , et le guérissant même avec une assez grande facilité. Ce n'est pas là, néanmoins, un motif suffisant pour dédaigner une nouvelle manière de faire susceptible de simplifier l'opération elle-même sans rien lui ôter de son efficacité, laquelle se révèle suffisamment à nous par le redressement du bord libre palpébral dévié vers le globe oculaire.

Notre procédé galvano-caustique atteint parfaitement ce but, et il l'atteint sans que l'on soit obligé d'avoir recours ni à l'excision de la peau palpébrale, ni même à la suture. Il est peu douloureux, et son exécution est fort rapide; tels sont les motifs qui nous paraissent suffisants pour militer en sa faveur.

Deux instruments sont nécessaires pour le mettre en pratique: la pince palpébrale imaginée par moi il y a huit ans (voy. l'*Union médicale*, 1854, p. 484) et la même tige galvano-caustique qui sert aux opérations de tumeurs et de fistules lacrymales.

Quand on a affaire à un entropion complet, on utilise la concavité de notre pince pour agir sur la convexité des paupières, de manière à saisir un repli palpébral allant d'une commissure à l'autre.

Lorsqu'il s'agit d'un entropion partiel, au contraire, cas dans lequel il ne faut agir que sur un point limité de la paupière, on forme le repli palpébral en présentant la pince par sa convexité.

L'usage de notre instrument s'applique, par conséquent, à tous les cas ; c'est là son premier mérite. Le second avantage qu'il offre est de présenter, sur chacun des mors, six trous distants de 3 à 4 millimèt. les uns des autres, et se correspondant exactement par la juxtaposition des branches. Ces trous, qui étaient primitivement destinés à livrer passage aux aiguilles dans l'opération ancienne, reçoivent, maintenant, le fil de platine de notre tige galvano-caustique.

Cette tige, introduite à froid dans le trou supérieur, arrive dans le trou inférieur des mors de la pince, en traversant, par cela même, la base du repli palpébral, dès que la pile est mise en action.

Une, deux ou trois ponctions galvano-caustiques, faites le même jour, m'ont paru suffisantes pour redresser une paupière déviée en dedans. La guérison s'opère de la manière suivante :

Le tissu cellulaire sous-cutané atteint par notre tige galvano-caustique est remplacé par un tissu cellulofibreux qui forme une sorte de bride sous-jacente à la peau et diminue par le fait la longueur primitive de celle-ci, d'où le redressement du bord libre que l'on voulait obtenir.

Après l'opération, il ne reste aucune trace appréciable de la cautérisation galvanique de la peau.

Dans plusieurs cas, enfin, j'ai substitué avec succès, aux cautérisations au nitrate d'argent, les attouchements superficiels avec la tige galvano-caustique pour guérir l'ectropion résultant d'une   d'hypertrophie de la muqueuse palpébrale. On sait que Middeldorpff avait déjà pratiqué avant moi la même opération.

CHAPITRE DEUXIÈME

DE LA MÉTHODE GALVANO-CAUSTIQUE APPLIQUÉE A LA CURE RADICALE DE LA TUMEUR ET DE LA FISTULE LACRYMALES.

§ I

De la nature de la tumeur lacrymale.

Il est peu de maladies sur la nature desquelles on se soit mépris d'une manière aussi complète et aussi constante. On a voulu y voir un peu de tout, excepté ce qui existait en réalité. C'est ainsi qu'on a fait jouer un rôle important à la carie des parois osseuses, au rétrécissement plus ou moins prononcé du canal nasal, à l'état phlegmasique de la muqueuse naso-lacrymale.

Or, s'il est vrai de dire que ces lésions diverses existent dans un certain nombre de cas, il faut reconnaître aussi qu'elles ne surviennent qu'à titre de complications de la maladie elle-même. Et la preuve est qu'on peut triompher successivement de ces différentes complications sans avoir guéri par cela même le malade affecté d'une tumeur ou d'une fistule lacrymale.

Il faut donc prendre les choses de plus haut, comme nous l'avons déjà fait, et dire : « La tumeur lacrymale est le résultat d'un désaccord organique survenu entre les propriétés chimiques des larmes et les propriétés physiologiques de la muqueuse naso-lacrymale; » résultat qui s'explique aussi bien que possible, si l'on admet avec nous que, par suite d'une modification survenue dans sa vitalité, la muqueuse des voies lacrymales cesse de tolérer le contact des larmes de la même manière que, dans d'autres circonstances, la muqueuse vésicale se congestionne et s'enflamme au contact de l'urine.

L'inflammation des voies lacrymales n'a pas de raison d'être autre que celle que nous venons d'indiquer; et la meilleure preuve que l'on en puisse donner, c'est de mettre la muqueuse naso-lacrymale à l'abri du contact des larmes : la dacryocystite s'améliore aussitôt et disparaît d'elle-même en quelques jours ; de telle sorte que si notre doctrine étiologique justifie le traitement, le traitement, à son tour, appuie la doctrine, à laquelle il sert, pour ainsi dire, de démonstration quotidienne.

§ II

De l'oblitération des conduits lacrymaux au moyen de l'excision palpébrale.

Lorsque, il y a six ou sept ans, je fus conduit à proposer l'oblitération des conduits lacrymaux pour obtenir la cure radicale de la tumeur et de la fistule lacrymales, je n'ignorais certes pas que d'autres m'avaient précédé dans cette voie; que Quesnel, au dix-huitième siècle, et plus tard Busche (de Lyon), Serra (de Bologne), avaient proposé et mis en usage la cautérisation des points lacrymaux, et que M. Velpeau avait pratiqué plusieurs fois l'excision des conduits. (Voyez *Manuel pratique des maladies des yeux*, 1840, p. 583.) Mais ce que j'ignorais complétement, comme tout le monde, c'était la valeur réelle de la nouvelle méthode considérée dans son ensemble, c'est-à-dire au triple point de vue :

1° De la possibilité d'obtenir l'oblitération définitive des conduits ;

2° De l'influence favorable de cette oblitération sur l'inflammation chronique de la muqueuse naso-lacrymale;

3° De l'importance qu'il fallait attacher au larmoiement consécutif.

Ces différents points ont été résolus par moi dans le travail que j'ai publié en 1856. (Voyez *Gazette des Hôpitaux*, n°ˢ 95, 99, 127 et 134.) Depuis, des faits nouveaux et plus nombreux sont venus corroborer les premiers, de telle sorte qu'il m'est bien permis de le dire aujourd'hui en toute confiance : Oui, on peut obtenir facilement l'oblitération des conduits ; oui, cette occlusion guérit la tumeur ou la fistule lacrymale ; non, l'épiphora consécutif n'est pas à redouter.

J'avais tenté primitivement d'oblitérer la partie antérieure des conduits lacrymaux en usant du crayon de nitrate d'argent, et j'ai vu, malgré le nombre de mes cautérisations, les conduits rester perméables.

Après avoir eu recours, dans plusieurs cas, à l'ablation de la glande lacrymale, j'ai fait l'excision palpébrale, et, comme M. Velpeau, sans beaucoup de succès. C'est alors que j'ai eu l'idée de créer la méthode des opérations multiples, c'est-à-dire de revenir une seconde, une troisième et même une quatrième fois à l'excision palpébrale jusqu'à ce que l'oblitération des conduits fût complète.

J'avais soin en même temps d'éviter toute pression sur le sac, pour prévenir le reflux du liquide vers l'œil et par conséquent la rupture prématurée de la cicatrice. Une ponction du sac distendu pouvait même être indiquée à l'occasion, bien que je n'y aie eu recours que rarement.

J'ajouterai, en outre, que si j'ai eu cette confiance et cette persévérance, elles m'étaient inspirées moins par la méthode opératoire proprement dite que par le désir très-vif que j'avais d'établir, sur des preuves incontestables, l'origine véritable de cette maladie, dont la nature était restée une énigme pour tous les chirurgiens qui raisonnent en même temps qu'ils opèrent.

L'excision répétée autant de fois qu'elle est indiquée, l'*excision coup sur coup*, si l'on veut, est donc une excellente méthode, supérieure à toutes les autres, pouvant et devant guérir cent malades sur cent. Je lui dois assurément les plus beaux succès de ma pratique ophthalmologique.

C'est beaucoup, sans doute; et, néanmoins, je n'étais pas tout à fait content de cette conquête chirurgicale. Voici pourquoi :

J'ai dit qu'il fallait revenir à l'excision dans les deux

tiers des cas environ. Eh bien, il m'a toujours paru difficile de faire comprendre aux malades, même aux plus intelligents, que c'était là une méthode régulière et raisonnée. Ils trouvaient plus simple d'admettre que j'avais recours à une seconde opération parce que la première avait été mal exécutée.

Il faut tenir compte de tout dans la vie pratique; aussi ai-je recherché avec persévérance un procédé plus efficace encore que l'excision, et pouvant guérir pour ainsi dire d'emblée. J'ai créé ce procédé il y a quatre ans, et l'ai rendu public dans une lettre adressée à M. Velpeau, sur l'excision des conduits. (Voyez *Gazette des Hôpitaux*, 1858, p. 536.)

§ III

De l'occlus'on des conduits lacrymaux à l'aide de la cautérisation galvanique.

Les faits suivants vont servir, tout à la fois, à prouver l'efficacité de la méthode nouvelle et à guider les praticiens qui voudront y recourir.

Obs. I. — Tumeur lacrymale de l'œil droit. Durée de 20 à 25 ans.

M. A..., 40 ans, habite le plus souvent l'Angleterre, où il est contre-maître dans une fabrique; il m'est adressé par le Dr Dieudonné, médecin français fixé à Londres. Sa tumeur lacrymale, dit-il, remonte à l'enfance. Elle fut opérée il y a vingt ans par le prof. Roux, qui employa le séton pendant six semaines seulement; la guérison n'a persisté que quinze jours.

Du même côté est survenue, il y a six ans, une irido-périphakite qui s'est terminée par la perte de la vue de cet œil, avec atrophie assez prononcée du globe oculaire.

L'existence de la tumeur lacrymale, qui s'accompagne d'un larmoiement assez prononcé, ajoute à l'irritabilité du moignon, et l'œil du côté opposé s'injecte par sympathie. Cet état fatigue le malade, le gêne dans ses travaux et le décide à l'opération.

Le 27 août 1860, je l'opérai, avec l'assistance du Dr Beckers, par la méthode galvano-caustique. Il n'éprouva pas de douleurs bien vives. Quinze jours après, il était tout à fait guéri. Les deux conduits étant oblitérés à leur partie antérieure, la tumeur lacrymale ne s'est pas reproduite un seul instant, et le 20e jour après l'opération, M. A... s'embarquait pour l'Angleterre, n'ayant plus qu'un très-léger épiphora.

Obs. II. — Tumeur lacrymale de l'œil droit. Durée, 8 ans.

M. Gourdin, 23 ans, fabricant de cannes, est affecté d'une tumeur lacrymale de la 2e espèce, d'après notre division, c'est-à-dire que la pression sur le sac fait refluer le muco-pus par les conduits lacrymaux, et nullement par le canal nasal. Je l'opérai le 15 juin, en présence du Dr Ducom.

Il était guéri le 23. Trois mois plus tard, c'est-à-dire le 22 octobre, M. G..., venait nous confirmer sa guérison.

Obs. III. — Tumeur lacrymale de l'œil droit. Durée, 10 ans.

M. Chevalier, âgé de 42 ans, médecin-vétérinaire en 1er au 5e d'artillerie, à Grenoble, vient me consulter le 14 novembre 1860 pour une tumeur lacrymale de l'œil droit, dont le début remonte à dix ans. Le malade, qui a habité quinze ans l'Afrique, a eu de nombreux coryzas.

Quoi qu'il en soit, ce n'est que depuis un an que le reflux de muco-pus s'opère par les conduits lacrymaux ; antérieurement, il suffisait de presser sur le sac pour le vider dans la fosse nasale correspondante.

Le 15 novembre, aidé du Dr Veyne, j'applique ma méthode galvano-caustique avec le succès ordinaire. Le malade avoue qu'il s'attendait à une plus vive douleur. Quelques gouttes de collodion sont étendues sur les points lacrymaux.

Le 20 novembre, il est survenu une très-légère blépharite ; l'œil est larmoyant, surtout au grand air. L'opéré n'a pas cessé de se promener dans Paris, les yeux garnis de conserves. Le sac est médiocrement distendu.

Le 22, la distention du sac a cessé ; l'escarre inférieure s'est détachée sous forme de bourbillon ; les deux surfaces, cautérisées en haut et en bas, sont d'un blanc grisâtre et en bonne voie de cicatrisation. Au grand air, le larmoiement est peu sensible ; il est nul dans la chambre.

Le 24, le larmoiement, provoqué surtout par la blépharite, a diminué très-notablement. Les orifices des conduits ne sont plus appréciables. Le travail de réparation est très-avancé ; pas de déviation des cils ni des bords palpébraux. C'est dans ces excellentes conditions que notre opéré part le soir même pour Grenoble. Six mois plus tard, M. Chevalier tenant la promesse qu'il m'avait faite, m'écrivit, de Grenoble, pour me confirmer sa guérison.

Comme on le voit, l'uniformité même de ces faits rend leur exposé peu attrayant et sans utilité réelle. Je vais donc me restreindre à deux autres observations qui ont trait à des cas en apparence plus graves, bien qu'ils n'aient guère exigé pour guérir qu'un peu plus de temps ou de soins que les précédents.

Il s'agit dans le premier cas d'une tumeur lacrymale extra-kystique, et dans le second d'une fistule lacrymale compliquée de la présence d'un corps étranger.

Obs. IV. — Tumeur lacrymale de l'œil gauche. Début dès l'enfance.

M. Mat..., âgé de 27 ans environ, fait remonter son affection à l'âge de 9 ans. Depuis 5 ans, il a eu cinq tumeurs lacrymales aiguës; en d'autres termes, il a éprouvé cinq attaques de dacryocystite phlegmoneuse. Une opération fut pratiquée dans l'intervalle par un chirurgien d'Amsterdam. J'ignore quelle méthode fut mise en usage. La guérison n'eut pas lieu.

Opéré par moi le 30 juillet, le malade était guéri le 15 août 1861.

Obs. V. — Fistule lacrymale de l'œil gauche. Durée, 9 ans. Extraction
d'un corps étranger.

Mad. Tosch, âgée de vingt-sept ans, est employée chez M. Husting, marchand de comestibles, rue Neuve-du-Colombier, 1, à Paris, qui me l'adresse dans les circonstances suivantes :

Début de la maladie, il y a neuf ans; la fistule s'est établie peu de temps après la formation de la tumeur. Il y a six ans, la malade fut opérée à l'hôpital de la Pitié par la canule. La guérison n'a duré qu'un mois. Néanmoins la canule est restée en place pendant une année. Elle fut extraite alors, c'est-à-dire il y a cinq ans, à Rambouillet, par un chirurgien du pays. La canule extraite fut vue par la malade, mais elle lui parut bien petite, m'a-t-elle dit. On verra plus loin pourquoi ce peu de longueur de la canule.

Quoi qu'il en soit, l'exploration au stylet n'ayant rien accusé de particulier dans les parois osseuses des voies lacrymales, je pratiquai le 19 juillet l'opération par la méthode galvano-caustique, en présence des Drs Veyne et Ducom, et avec ma confiance ordinaire en un prompt succès.

Or, l'un et l'autre conduit étant oblitérés et la fistule lacrymale avec l'engorgement phlegmoneux périphérique du sac étant améliorée seulement et non guérie, il fallait ou voir là une exception à la règle générale, ou découvrir la cause accidentelle de ce revers.

Le stylet n'accusait aucune trace de carie, et je ne percevais aucune sensation de séquestre mobile. J'attendis.

Enfin, le 24 octobre 1860, voulant en finir, je débridai la fistule et allai avec une pince à la recherche d'une esquille quelconque. Je saisis bientôt dans le sac lacrymal un corps étranger plus ou moins arrondi, perdu dans un tissu assez dense qui l'entourait dans sa totalité ; par un mouvement de torsion, j'ai extrait ce corps étranger : c'était l'extrémité supérieure, oxydée, de la canule placée, il y a six ans, à la Pitié, et dont le chirurgien de Rambouillet avait très-probablement séparé la tête, avec sa pince, avant d'extraire le corps principal.

Trois jours après cette petite opération, la fistule était fermée et la guérison obtenue. J'ai revu depuis la malade ; elle n'a pas d'épiphora, bien que travaillant, ordinairement, au grand air.

Nous ne croyons pas nécessaire d'insister davantage pour démontrer que la méthode galvano-caustique guérit la tumeur et la fistule lacrymales, les guérit même très-rapidement dès que telle ou telle complication accidentelle, susceptible de retarder la guérison, a cessé d'exister, comme cela a eu lieu dans le cas si remarquable que nous venons de rapporter.

§ IV

De l'occlusion successive de l'un et de l'autre conduit
lacrymal.

Jusque dans ces derniers temps, j'ai presque toujours pratiqué, dans la même séance, la cautérisation galvanique des deux conduits lacrymaux. J'agissais de

même à l'époque où j'avais recours à l'excision palpébrale. Le désir de guérir mes malades le plus promptement possible, le peu de douleur provoquée par la
double opération elle-même, m'ont de plus en plus
affermi dans cette manière de faire, et, à dire vrai, je
n'ai pas encore de motifs sérieux pour m'en écarter
d'une manière absolue.

Par conséquent, c'est à titre de renseignement plutôt
que d'enseignement que je vais relater l'histoire de plusieurs malades chez lesquels j'ai cautérisé, d'abord, le
conduit lacrymal supérieur, et, à quelques jours d'intervalle, le conduit inférieur. On conviendra volontiers
avec nous que si l'opération ainsi pratiquée en deux
temps n'offre pas d'avantages bien marqués sur la
même opération exécutée en un seul temps, elle reste,
du moins, son égale comme simplicité et efficacité. Elle
est suivie, en outre, d'une réaction encore plus faible
que dans le cas précédent, de telle sorte que l'opéré
reste libre de ses actions, sous l'empire seul des prescriptions hygiéniques les plus élémentaires.

Quoi qu'il en soit, l'occlusion du conduit supérieur
m'ayant toujours paru s'effectuer moins rapidement
que celle conduit inférieur, je donnerais volontiers le
conseil, si l'opération dédoublée venait à prévaloir, de
commencer toujours par le conduit supérieur, parce
qu'alors on a moins à craindre la déchirure de la cicatrice par le reflux du muco-pus sécrété dans le sac; ce
muco-pus trouvant une issue toute préparée par le conduit inférieur, resté intact, pendant que s'opère le travail de cicatrisation de la paupière supérieure.

Ce travail, pris dans son ensemble, c'est-à-dire à

l'une comme à l'autre paupière, est d'ailleurs des plus prompts à s'effectuer : sa durée ordinaire est d'une huitaine de jours, et l'escarre qui apparaît sous la forme de bourbillon blanchâtre s'élimine le plus souvent d'une manière insensible, ramollie et en quelque sorte délayée qu'elle est par les larmes.

Il ne reste, le travail de cicatrisation terminé, ni encochure vers le bord libre de la paupière, ni déviation des cils, tandis que j'ai rencontré plusieurs fois ce dernier inconvénient après l'excision palpébrale. Je l'ai même signalé, dans le temps, d'une manière spéciale, à cause de sa fréquence.

Obs. VI. — Tumeur lacrymale de l'œil gauche. Début, il y a six mois.

Le 11 décembre 1861, M. le docteur Sistach, médecin-major au 11ᵉ de chasseurs, m'adressa, de Douai, M. Lacroix, l'un des capitaines de son bataillon, affecté, depuis six mois, d'une tumeur lacrymale de l'œil gauche, caractérisée par le reflux de muco-pus par les conduits lacrymaux exclusivement. J'ai pratiqué, depuis plus de trois mois, m'écrit le docteur Sistach, des injections au nitrate d'argent ou à l'alun, sans avoir en rien modifié la nature et l'abondance de la sécrétion séro-purulente. L'épiphora persiste aussi sans offrir aucun changement...

M. L... revint à Paris, le 23 suivant, se confier à mes soins.

Le 24, aidé de M. Gaillard, je cautérisai avec la tige galvano-caustique le conduit lacrymal supérieur, et, pour toute prescription, j'ordonnai au malade de priser, six fois par jour, à l'instar du tabac, la poudre suivante :

Poudre d'iris. . . . 15 grammes.
Calomel. . . . . . 5 —

27. Le malade mouche beaucoup ; parfois il s'écoule un peu de sang de la narine gauche. Le larmoiement est bien moins prononcé qu'avant l'opération. Le point lacrymal cautérisé est en bonne voie de suppuration et de cicatrisation.

Le 30, je cautérise le conduit lacrymal inférieur en procédant comme je l'avais fait pour le supérieur. Tout a marché régulièrement, et le 5 janvier, M L... retournait à Douai reprendre son service, ayant à peine un peu de larmoiement au grand air, bien que la paupière inférieure soit encore injectée par suite du travail de cicatrisation du conduit lacrymal.

Notons que depuis l'opération, le sac n'a pas été distendu un seul instant et que la narine correspondante est plus humide que celle du côté opposé, d'après la remarque du malade lui-même. J'ai revu M. L... le 5 avril dernier, lors de son passage à Paris ; l'occlusion des conduits est parfaite ; la tumeur lacrymale n'a pas reparu. Un léger larmoiement à l'air froid et humide persiste seul encore.

L'opération suivante n'est pour ainsi dire que la reproduction de la précédente. Je l'eusse même, par cela seul, passée sous silence, sans l'espèce de notoriété que lui donne la présence des personnes qui assistaient à cette opération, en même temps qu'à celle pratiquée sur la malade qui fait le sujet de l'obs. X.

Obs. VII. — Tumeur lacrymale de l'œil gauche Début, il a sept mois.

M. Puech, lieutenant au 2ᵉ grenadiers de la garde, est affecté depuis sept mois d'une tumeur lacrymale de l'œil gauche ; la pression fait refluer des larmes et du muco-pus par les conduits lacrymaux seulement. Le Dʳ Lacronique, qui m'adresse le malade, l'a traité pendant trois mois à l'hôpital du Gros-Caillou, par des injections au sulfate d'alumine [illegible] n'a pas été amélioré par ce traitement; loin de là, la sécrétion du sac a pris depuis lors un caractère de purulence beaucoup plus tranché.

Le 13 janvier 1862, M. Puech fut soumis par moi à la cautérisation galvanique du conduit lacrymal supérieur. Il prisa ensuite, pour tout traitement, la poudre au calomel déjà indiquée.

Je constatai, aux visites suivantes, que la sécrétion nasale était exagérée par l'usage de notre poudre au calomel ; que le sac lacrymal n'était pas sensiblement distendu, et que la petite plaie résultant de l'action galvano-caustique de l'instrument sur le conduit lacrymal supérieur était en bonne voie de cicatrisation. Il n'était survenu, d'ailleurs, aucune injection de l'œil ou des paupières, depuis la première opération.

Le 22, c'est-à-dire, un peu plus de huit jours après la cautérisation du conduit supérieur, je pratiquai la même opération sur le conduit inférieur. — Comme cela a été fait jusqu'à présent, on évitera de presser sur le sac lacrymal, d'abord pour ne pas déchirer la cicatrice des conduits en voie de se fermer, et pour forcer ensuite le muco-pus, sécrété accidentellement, à se frayer une issue, par regorgement, à travers le canal nasal.

Le 29, M. Puech m'écrit de Saint-Denis qu'il a repris son service ; qu'il n'y a presque plus de larmoiement ni de suppuration produite par la dernière cautérisation.

Le 3 février, je constate que le conduit lacrymal supérieur ne présente aucune trace de perméabilité à sa partie antérieure; le conduit inférieur est bien près d'être également oblitéré.

Un point m'ayant paru suspect à la paupière inférieure, je l'ai touché, le 24 mars, avec la tige galvano-caustique.

Elle a persisté depuis.

Dès les premiers jours d'avril, la guérison était complète.

Obs. VIII. — Deux tumeurs lacrymales existant simultanément. Double
opération suivie de guérison rapide.

Mad. de M..., âgée de quarante-cinq ans environ, m'a
été adressée par le Dr V. Durand; elle est grande, forte, très-
brune. Elle a habité pendant fort longtemps l'une de nos
premières villes du Midi, où son mari occupait le poste le
plus élevé dans l'administration. Cette haute position ayant
pris fin, madame de M... s'est retirée à Paris depuis trois ans.
Elle a conçu de ce changement de fortune un chagrin très-vif
que la perte de son fils aîné n'a fait qu'aggraver d'une manière sensible pour son système nerveux.

C'est dans ces circonstances, et par le fait, sans doute, de
l'ébranlement imprimé à l'organisme, que les muqueuses
naso-lacrymales, modifiées dans leur vitalité, ont cessé de
tolérer le contact des larmes.

Quoi qu'il en soit, la tumeur lacrymale du côté gauche est
apparue la première, il y a près de trois ans; tandis que
celle du côté droit ne s'est manifestée que dans ces derniers
temps, c'est-à-dire il y a cinq à six mois seulement.

A gauche, le pus qui s'échappe par les conduits lacrymaux est épais, comme crémeux; la peau antérieure au sac
est injectée et amincie; une fistule lacrymale de ce côté
est, par conséquent, imminente.

A droite, au contraire, la sécrétion est muco-purulente
seulement.

Aucun traitement qui mérite une mention spéciale n'a été
mis en usage jusqu'à présent.

Le 19 janvier 1861, je procédai à l'opération de la manière
suivante : les deux conduits lacrymaux supérieurs droit et
gauche furent soumis successivement, séance tenante, à la
cautérisation galvanique, sans que la malade, malgré son
impressionnabilité assez prononcée, accusât une douleur bien
vive.

Le 27 suivant, c'est-à-dire le huitième jour à dater de l'o-
pération, et avant que l'occlusion définitive des conduits supérieurs fût réalisée d'une manière complète, j'appliquai la

même méthode galvano-caustique aux conduits inférieurs restés perméables. — Régime approprié, purgatif, poudre à priser ; tel fut, avec quelques lotions d'eau fraîche sur les paupières, le seul traitement médical mis en usage, après la seconde comme à la suite de la première opération qui furent toutes deux d'une extrême simplicité dans leurs résultats.

Le 15 février, l'occlusion des quatre conduits lacrymaux était parfaite. L'un et l'autre sac étaient dans un état évident de vacuité, et il ne restait plus qu'un larmoiement très-léger au grand air, presque nul à droite, mais plus évident à gauche ; ce qui confirme cette opinion que la sécrétion lacrymale est d'autant plus active que la tumeur lacrymale, qui est évidemment la cause provocatrice de cette exagération de sécrétion, est elle-même de date plus ancienne.

J'ai revu, accidentellement, madame de M... en janvier dernier, c'est-à-dire à une année de distance depuis sa guérison. Elle a repris son existence [ordinaire et toute mondaine ; il n'y a plus de larmoiement, excepté dans des circonstances tout à fait exceptionnelles.

J'ai rapporté plus haut (*voy.* obs. V) l'histoire d'une de mes opérées dont la guérison avait été retardée par une circonstance tout à fait indépendante de l'opération elle-même, — le séjour, dans le sac, de la tête d'une canule brisée pendant des manœuvres d'extraction. — Je vais signaler, maintenant, un autre cas de guérison relativement tardive, et par cela même exceptionnelle, qui a eu sa raison d'être dans le développement d'un petit abcès extra-kystique, communiquant avec le conduit lacrymal supérieur, lequel, en se vidant de temps en temps par cette voie naturelle, a retardé de quelques semaines la guérison du jeune malade.

Obs. IX. — Tumeur lacrymale de l'œil droit. Début il y a dix-huit mois.

Le Dr Poffandis me présente, en août 1861, un jeune collégien de douze ans, fils d'un notaire du département de l'Orne. Son affection a débuté, il y a dix-huit mois, avec un certain caractère d'acuité ; ce qui a nécessité deux applications de sangsues, l'usage d'un collyre et de fumigations. Néanmoins elle a toujours persisté avec les caractères suivants : larmoiement très-prononcé, reflux du muco-pus par les conduits lacrymaux.

Le 20 août, l'opération fut pratiquée très-rapidement, grâce à l'extrême docilité de l'opéré, en présence des docteurs Poffandis, Ducom et Caron.

Le 6 septembre, la cicatrisation marche régulièrement ; le sac est distendu, sans être enflammé. On n'exercera sur lui aucune pression.

Le 16 septembre, l'occlusion du conduit inférieur est obtenue depuis longtemps. Je cautérise le conduit supérieur et j'ouvre ensuite le sac avec la même tige galvano-caustique.

Le 11 novembre, nouvelle cautérisation du conduit supérieur resté perméable. Je constate, en même temps, que le sac lacrymal est vide et que le léger gonflement, du volume d'une lentille, situé au-dessus du tendon de l'orbiculaire, est indépendant de lui. *Prescription* : Toucher, matin et soir, la tumeur extra-kystique avec un pinceau imbibé d'eau et de teinture d'iode : parties égales.

15 novembre. — Au lieu de se vider par le conduit lacrymal supérieur avec lequel elle communiquait évidemment, la petite collection purulente a ulcéré la peau et s'est ouverte à l'extérieur. L'angle interne de l'orbite est désormais à l'état normal, et l'occlusion du conduit lacrymal supérieur définitivement obtenue.

20 novembre. — Même état satisfaisant ; à peine un peu de larmoiement au grand air et nul dans l'appartement.

J'ai encore suivi notre jeune opéré jusqu'à la fin de décembre, c'est-à-dire pendant six semaines, époque à laquelle il est retourné dans l'Orne, n'offrant aucune trace de sa maladie ni des opérations qui ont été pratiquées à son occasion.

OBS. X. — Fistule lacrymale de l'œil droit, début il y a un an.

Mad. Delaporte, de Saint-Félix (Oise), âgée de quarante-sept ans, m'est adressée par mon ami le Dr Jules Cantrel, médecin à Mouy. La première attaque remonte à une année, et fut caractérisée par un gonflement érysipélateux développé au niveau du sac et s'étendant aux régions voisines. La guérison eut lieu en huit jours, sans laisser d'autres traces de la maladie qu'un léger épiphora qui a persisté depuis.

C'est dans cet état, qu'en décembre dernier, c'est à-dire il y a un mois, survint un nouveau gonflement phlegmoneux vers l'angle interne de l'orbite, s'irradiant, sous forme érysipélateuse, dans la direction du cuir chevelu. — Deux fistules situées, l'une au-devant du sac, et l'autre un peu plus haut, ont suivi cette seconde dacryocystite. Ces fistules, constatées alors par le Dr J. Cantrel, existent encore aujourd'hui.

Le 8 janvier 1862, je pratique la cautérisation galvanique du conduit supérieur et prescris pour tout traitement les prises sternutatoires dont j'ai donné la formule.

. Le 10, aucune réaction n'est survenue. Se purger avec une pilule composée de :

Calomel. . . . . . . 10 centigrammes.
Huile de croton . . . 1 goutte.

Appliquer sur le sac une compresse de flanelle imbibée du liniment suivant :

Huile d'amandes douces. . . 60 grammes.
Phosphore. . . . . 0,10 centigr

Le 13, je pratique l'occlusion galvano-caustique du conduit lacrymal inférieur en présence de MM. le professeur Gosselin, chirurgien de la Pitié, du Dr Termonia, chirurgien de la garde impériale, et avec l'aide de MM. Gaillard et de Coësne.

Le 18, c'est-à-dire le dixième jour de l'opération, le gonflement phlegmoneux qui existait au-devant du sac a diminué des deux tiers. Les fistules sont fermées; l'oblitération du conduit supérieur paraît absolue; une escarre blanchâtre existe encore au niveau du conduit inférieur qui a été cautérisé plus profondément à cause du gonflement inflammatoire dont la paupière était le siége. Le larmoiement est à peu près nul, même au grand air. La malade retourne dans son pays, où sr guérison ne tarde pas à devenir définitive.

Ce que cette malade présente d'intéressant pour les personnes peu familiarisées encore avec notre méthode d'occlusion des conduits lacrymaux, consiste moins dans l'application que nous avons faite à l'œil droit de notre procédé galvano-caustique, que dans l'examen de l'œil gauche opéré par nous, il y a sept ans, d'une fistule lacrymale, dans les circonstances les plus défavorables possibles [1], et après laquelle opération il n'est survenu *ni récidive de la maladie, ni tendance au larmoiement*, ainsi que je l'ai fait constater à nos confrères venus pour assister à mes opérations.

§ V

De l'état ultérieur du sac lacrymal et du canal nasal.

On m'a plus d'une fois posé cette question : Que de-

[1] Voyez l'observation de cette malade dans notre Mémoire publié en 1856, *Gazette des Hôpitaux*, p. 394.

viennent le sac lacrymal et le canal nasal après l'occlusion définitive des conduits lacrymaux ?

En pratique, la réponse est facile à faire et nous paraît péremptoire dans les termes suivants :

Pourquoi se préoccuper de ce que deviennent le sac
et le canal en question, puisque l'on n'a plus à agir sur
eux, et qu'une fois mis à l'abri du contact des larmes,
ces organes ne nuisent en aucune manière à la rapidité
de la guérison ?

J'ajouterai maintenant, qu'en théorie, il n'est pas
impossible de s'expliquer, — en se plaçant au point de
vue de notre doctrine étiologique de la tumeur et de la
fistule lacrymales, — la cessation des accidents phlegmasiques, du côté des voies lacrymales, alors que la
cause de ces accidents phlegmasiques n'exerce plus
son action, par le fait seul de l'occlusion de la partie
antérieure des conduits lacrymaux.

En effet, que l'on accepte ou que l'on rejette notre
théorie, les faits sont là pour établir que le sac mis à
l'abri du contact des larmes reste étranger à tout phé-
nomène morbide ultérieur : soit que la sécrétion cesse
tout à coup dès que la muqueuse a perdu ses rapports
avec les larmes, soit que la sécrétion encore persistante
du sac disparaisse par résorption ou, mieux encore, par
élimination à travers le canal nasal resté ou redevenu
perméable.

Ce qui a lieu dans les cas de fistules lacrymales sert,
d'ailleurs, à faire mieux comprendre ce qui se passe
dans les cas de tumeurs.

En effet, après l'oblitération des conduits lacrymaux,
dans la fistule, la sécrétion puriforme cesse, pour ainsi

dire, d'emblée, et l'ouverture du sac se cicatrise d'ordinaire en quelques jours ; ce qui indique suffisamment un arrêt brusque dans la sécrétion du pus. Or, comme il n'y a rien que de très-rationnel à admettre que ce même arrêt de sécrétion puriforme a lieu également dans la tumeur lacrymale, — qui n'est elle-même qu'une affection moins avancée que la fistule, — il s'ensuit qu'il est facile d'expliquer l'absence de tumeur lacrymale, après l'occlusion des conduits, par la cessation même de toute sécrétion purulente.

D'ailleurs, en admettant qu'il n'en soit pas ainsi dans tous les cas, et qu'une certaine quantité de muco-pus s'accumule encore dans le sac après notre opération, il est évident que ce muco-pus, auquel nous enlèverons, pour un instant, la ressource de disparaître par résorption, va faire effort pour sortir soit par en haut, soit par en bas.

Mais comme l'occlusion des conduits lui barre le passage du côté de l'œil, il ne lui reste plus qu'à faire effort pour se frayer une voie d'écoulement vers la fosse nasale, en pratiquant une sorte de cathétérisme forcé du canal nasal analogue plus ou moins à celui que l'urine exerce sur le canal de l'urètre, lorsque le malade est dit uriner par regorgement.

Cependant, me dira-t-on encore, si le pus que nous supposons toujours sécrété par le sac ne peut plus s'échapper ni par les conduits lacrymaux oblitérés, ni par le canal nasal plus ou moins obstrué, il ne tardera guère à provoquer l'ulcération de la paroi antérieure du sac, de telle sorte que nous aurons affaire à une fistule à la place de la tumeur soumise au traitement.

Eh bien ! répondrai-je à cette objection persévérante,
vous aurez une fistule, mais pas une fistule lacrymale
du moins, puisque les larmes n'arrivent plus dans le
sac ; cette fistule durera quelques jours et se fermera
spontanément ensuite pour ne plus reparaître.

Pourquoi, après tout, la méthode galvano-caustique
ne guérirait-elle pas une tumeur lacrymale transformée
en fistule non lacrymale, alors que cette même méthode guérit d'emblée et guérit toujours la fistule lacrymale elle-même ?

Assurément, tout cela ne saurait être deviné à l'a-
vance ; j'ai, moi-même, au début de mes tentatives,
dilaté le canal nasal avant de pratiquer l'occlusion des
conduits.

Plus tard, j'ai fait abstraction de nos raisonnements
antérieurs. J'ai fini par là ; c'est par là désormais que
devront commencer les partisans de la méthode nouvelle, car il est évident que les objections auxquelles
je viens de répondre se réduisent toutes à celle-ci :

Il n'est pas possible de guérir la tumeur ou la fistule
lacrymale par l'occlusion des conduits.

Or, cette fin de non-recevoir est tout simplement
entachée de nullité, de la plus radicale nullité, en présence des faits nombreux et tous uniformes qui ont
passé devant nous depuis bientôt huit années, et qui
se répètent encore tous les jours sous nos yeux.

Il n'y a donc plus à revenir aux théories, à moins
de nier les faits qui les contredisent ; chose qu'il est
toujours facile de faire, plus facile même que de mettre
les théories d'accord avec les faits.

D'ailleurs, il n'est pas difficile, en consultant les

cas analogues, de se rendre compte de ce que deviennent le sac lacrymal et le canal nasal. Ils ont cessé de fonctionner ; donc, la nature se hâte de les supprimer comme des organes inutiles : c'est ce qu'elle fait, en réalité, et elle le fait sans doute de la même manière qu'elle procède à la suppression des cavités alvéolaires dégarnies de leurs dents.

§ VI.

A quelle période de la maladie convient-il d'opérer la tumeur lacrymale.

Nous avons déjà soulevé cette question il y a une dizaine d'années (voy. *Gaz. des hôp.* 1852, p. 219), et nous n'avons rien à ajouter à la solution que nous lui avons trouvée à cette époque.

En effet, il est pour nous démontré que la tumeur lacrymale ne saurait être impunément abandonnée à elle-même, et que l'on n'a qu'à perdre, sous tous les rapports, en temporisant à l'excès ; la transformation de la tumeur en fistule n'étant, en définitive, qu'une aggravation fâcheuse de l'état morbide.

J'établis donc, comme règle générale, que l'opération est indiquée dès que la maladie est arrivée à sa seconde période, c'est-à-dire lorsque l'hypersécrétion de mucus, qui avait existé jusque-là, mêlé aux larmes, a fait place à une sécrétion puriforme.

Ainsi, j'opère tous les malades chez lesquels la pression digitale pratiquée sur le sac fait refluer par les points lacrymaux un liquide laiteux et purulent. J'opère également ceux qui n'offrent aucun reflux par les conduits lacrymaux, parce que nous savons que cette absence même de tout reflux est un indice certain que la maladie est arrivée à un degré plus avancé.

§ VII.

Faut-il opérer les enfants atteints de tumeur ou de fistule lacrymale?

La réponse à cette question exige que nous entrions dans quelques détails de pratique dont l'importance domine le sujet tout entier.

On comprend, en effet, qu'à l'époque encore peu éloignée de nous où la tumeur et la fistule lacrymales restaient, à peu près, rebelles aux divers traitements dirigés contre elles, l'idée d'épargner aux jeunes sujets les inconvénients propres à telle ou telle médication, en temporisant jusqu'à l'âge de leur puberté, ait pu prévaloir dans beaucoup d'esprits, d'autant mieux que les guérisons temporaires ont semblé encore plus rares chez les enfants que chez les adultes.

On en était arrivé, d'une manière générale, à rejeter l'emploi des moyens chirurgicaux, et on se bornait à prescrire un traitement tonique et reconstituant. Je n'ai pas d'objections à faire à cette pratique, telle qu'elle était formulée et eu égard à l'époque où elle était en faveur.

Mais, aujourd'hui, la question se présente à nous sous un tout autre aspect.

Ce n'est plus, en effet, pour quelques mois ou pour quelques années seulement, que nous guérissons les tumeurs et les fistules lacrymales. Nous les guérissons radicalement, par un traitement fort simple et tout à fait inoffensif. Pourquoi, dès lors, priver les enfants du bénéfice d'une opération qui doit les débarrasser pour toujours d'une affection qui n'est pas, après tout, sans offrir des inconvénients sérieux ? Et à supposer que, dans quelques cas, la guérison spontanée survienne à l'âge de la puberté, n'est-ce donc rien que la persistance d'une maladie pendant huit ou dix ans, surtout si elle débute presque à la naissance, et si elle offre des caractères d'acuité très-prononcés ?

L'indication d'opérer, laquelle n'est autre chose, dans l'espèce et avec la méthode galvano-caustique, que l'indication de guérir, nous a paru être d'autant plus formelle, dans le cas suivant, que déjà une fistule lacrymale s'était momentanément établie, et qu'il y avait lieu de prévoir son retour et aussi sa persistance définitive.

Obs. XI. — Tumeur lacrymale fistuleuse datant de la naissance et opérée à quatorze mois.

Le Dr Tahère, notre excellent confrère de Saint-Cloud, m'adressa, le 17 mars, un enfant âgé de quatorze mois, le nommé E. Tr..., bien constitué d'ailleurs, affecté d'une tumeur lacrymale de l'œil gauche, assez développée pour faire une notable saillie à l'extérieur. La pression digitale fait refluer par les conduits lacrymaux un pus crémeux, consistant et d'une excessive abondance ; la peau est notablement amincie et présente des traces de perforations antérieures.

La maladie, au rapport de la mère, remonte à la naissance ; il est positif, dans tous les cas, qu'elle existait un mois

après elle. Depuis lors, elle a persisté avec les mêmes caractères, lesquels n'ont fait que s'accentuer de plus en plus.
Déjà, le pus s'est fait jour une ou plusieurs fois à l'extérieur
ainsi que l'atteste la cicatrice déprimée que l'on remarque à
la partie antérieure du sac.

Le 19 mars, aidé d'un de nos élèves, le docteur Trimarchi
de Aci-Reale, je pratique, en une seule séance, la cautérisation
galvano caustique des conduits lacrymaux, sans éprouver de
difficultés sérieuses, malgré le jeune âge de l'enfant.—Compresses glacées sur l'orbite, pour tout traitement.

Le 15 avril l'enfant était guéri de sa tumeur lacrymale.

Or, il nous a suffi pour arriver à ce résultat de toucher, de
temps en temps, la paroi antérieure du sac, avec un pinceau
imbibé de teinture d'iode étendue. Le sac, déjà ulcéré, s'est
vidé plusieurs fois à l'extérieur avant d'arriver à la période
de résolution de la phlegmasie et à celle plus éloignée d'atrophie du sac lui-même.

Obs. XII. — Tumeur lacrymale de l'œil droit, datant d'une année,
opérée à deux ans et demi.

Élise Martorey, de Belleville, âgée de deux ans et demi, fut
présentée par sa mère le 13 novembre à notre dispensaire,
pour une tumeur lacrymale au deuxième degré. Opérée le
jour même, de l'un et de l'autre conduit lacrymal, je perdis
de vue cette jeune fille, qui fut atteinte de rougeole, peu de
temps après l'opération. Je ne la revis qu'en mars suivant.
Le conduit supérieur resté perméable fut cautérisé de nouveau, bien que, depuis la première opération, une amélioration très-notable fût déjà survenue. Son oblitération, obtenue
en dix jours, eut pour résultat de compléter la guérison.

J'ai opéré des enfants de cinq, de sept et de dix ans.
Tous sont loin de présenter une docilité convenable;
l'opération est alors plus difficile que s'il s'agissait
d'un sujet plus jeune et plus facile à maîtriser. Une
jeune fille de huit ans que j'ai traitée avec le Dr A. Ca-

ron, nous a donné les plus grandes peines pour pratiquer la cautérisation galvanique.

Mais ce ne sont là que des faits exceptionnels et qui s'expliquent dans l'espèce, moins par l'opération, qui n'a rien d'effrayant par elle-même, que par le souvenir des opérations antérieures auxquelles ces enfants ont été ordinairemeni soumis.

On conçoit facilement, dès lors, pourquoi nous donnons, chez les enfants, la préférence à l'opération en une seule séance, sur l'opération dédoublée.

§ VIII

La méthode galvano-caustique expose-t-elle à des accidents?

Je n'ai point à entrer, pour répondre à cette question, dans des détails bien variés, n'ayant, jusqu'à présent, constaté aucun accident digne d'être noté, à la suite de notre opération.

Le pire qu'il puisse arriver, et cela est fort rare, c'est qu'elle ne réussisse pas d'emblée à guérir le malade et qu'il faille, par conséquent, revenir une seconde fois à la cautérisation galvano-caustique de l'un des conduits lacrymaux non oblitérés; or, ce cas tout à fait exceptionnel ne fait que retarder de quelques jours la guérison du malade.

Les demi-succès primitifs deviendront, d'ailleurs, de plus en plus rares à mesure que l'opérateur se sera habitué à nos instruments et qu'il sera arrivé à régulariser leur action dans les limites du nécessaire, sans jamais dépasser ces limites.

L'expérience nous a, en effet, démontré que la tige galvano-caustique devait pénétrer de trois à quatre

millimètres seulement dans les conduits lacrymaux :
l'escarre produite est alors suffisante pour la formation de la cicatrice que l'on veut obtenir, tandis qu'en
enfonçant profondément la tige incandescente, on s'expose à provoquer l'infiltration des larmes dans le tissu
cellulaire palpébral ; infiltration suivie bientôt d'une
sorte d'abcès qui, se vidant spontanément par le conduit lacrymal encore mal oblitéré, retarde, par cela
même, son occlusion régulière et définitive.

Comme on le voit, rien n'est plus facile que de se
familiariser avec les manœuvres opératoires de la
méthode galvano-caustique appliquée à la cure radicale de la tumeur et de la fistule lacrymales.

§ IX

*Parallèle entre la méthode de Nannoni, consistant à détruire
le sac, et la nôtre qui se borne à provoquer l'occlusion des
conduits lacrymaux*

Malgré les succès publiés par les partisans de la
destruction du sac, et tout en acceptant ces mêmes
succès, je n'ai jamais été bien disposé en faveur de
cette méthode ; l'idée de l'expérimenter ne m'est même
jamais venue, bien que j'eusse essayé la plupart des autres modes de traitement, avant d'avoir imaginé le nôtre.

C'était là une sorte de répulsion instinctive qu'il
m'est permis de raisonner, grâce au jour nouveau sous
lequel nous pouvons, désormais, envisager la tumeur
et la fistule lacrymales.

En effet, pourquoi s'attaquer au sac lacrymal et le
supprimer, tout d'abord, d'une manière complète?

Il n'est pourtant le siége que d'une affection tout à fait secondaire ; cette affection, d'ailleurs, n'est insolite que par sa persistance même, car elle a ses analogues partout où existe une muqueuse chroniquement enflammée.

Le problème, posé comme il doit l'être, se réduit par conséquent à ceci : quelle est la cause qui rend incurable l'inflammation chronique de la muqueuse naso-lacrymale, et quel est le moyen le plus efficace pour supprimer cette cause ?

En procédant empiriquement, comme ils l'ont fait, par la destruction du sac lacrymal, les partisans de cette méthode déclarent donc, implicitement, ignorer d'une manière complète le point de départ de la maladie qu'ils s'efforcent de guérir. Dans l'espèce, cette ignorance les égare en leur faisant prendre l'effet pour la cause et détruire le sac lacrymal afin de le mettre à l'abri du contact des larmes, alors qu'il était si facile de prévenir ce contact tout en respectant le sac lacrymal lui-même.

Mais ce n'est pas parce que la méthode de Nannoni est d'origine empirique que je l'attaque ici. Les reproches que j'ai à lui adresser sont plus graves et plus concluants contre elle.

Elle constitue par elle-même une opération assez sérieuse ; elle s'accompagne de douleurs, si l'on n'a pas recours à l'emploi du chloroforme ; elle est susceptible de donner naissance à un érysipèle de la face. De plus, elle est loin de guérir toujours d'emblée, et quand cette guérison a lieu, les conditions anatomiques nouvelles de l'appareil lacrymal sont de nature à faire craindre une récidive plus ou moins prochaine. Si l'on pousse, en effet, une injection par le conduit lacrymal supérieur, elle reflue le plus souvent par le conduit lacrymal inférieur, ce qui indique, selon nous, que le malade, momentanément guéri, reste néanmoins en état de récidive imminente, puisqu'il suffira que cette double colonne de liquide se creuse, avec le temps, un réservoir rudimentaire, d'abord, au centre du tissu cicatriciel, pour voir bientôt apparaître une tumeur lacrymale dont le développement progressif présente, sinon tous les caractères, du moins tous les inconvénients de la tumeur lacrymale primitive que l'on s'était proposé de guérir.

Telle est la théorie qui permet d'expliquer les récidives plus ou moins rapides qui se rencontrent à la suite de l'application de la méthode de Nannoni. On peut, il est vrai, discuter la théorie et même essayer de la réfuter ; mais ce qu'on ne saurait nier, dans tous les cas, ce sont ces récidives elles-mêmes. Or, elles sont assez nombreuses pour nous faire douter de la guérison définitive des autres malades soumis au même traitement, puisque, dans les travaux des partisans de la destruction du sac, je ne vois guère que des faits cliniques observés au jour le jour, sans qu'il soit question de malades revus deux, quatre ou six ans plus tard...

Mais fût-elle déjà fort ancienne, la guérison de ces malades me paraîtra toujours pécher par une tendance évidente à la récidive, tant que je verrai d'un côté des larmes qui cherchent à se frayer une issue à l'extérieur, et de l'autre un tissu de nouvelle formation susceptible de leur servir de réceptacle.

Soit, dira-t-on, il peut y avoir une rechute après la méthode de Nannoni ; mais, alors, on en est quitte pour faire une opération complémentaire destinée à détruire la poche nouvelle qui donne accès aux larmes, afin d'obtenir ainsi une guérison radicale.

Il est évident que plus on se rapprochera, en opérant, de la commissure des paupières et par cela même des conduits lacrymaux, plus grandes seront les chances de guérison. Il reste à savoir si, dans ces conditions nouvelles, l'opération faite avec des caustiques est exempte d'inconvénients.

Si j'en juge, d'ailleurs, d'après ce qu'il m'a été donné de constater par moi-même, les malades qui ont subi la cautérisation destinée à détruire le sac lacrymal sont généralement peu portés à se soumettre une seconde fois à la même opération, car c'est avec empressement que plusieurs d'entre eux ont accepté la méthode galvano-caustique par laquelle je les ai traités pour obtenir l'occlusion définitive des conduits lacrymaux.

Entre la méthode de Nannoni et la nôtre, il n'y a pas, d'ailleurs, de comparaison possible à établir au point de vue de la récidive, — laquelle est dans l'espèce la chose capitale pour l'opéré, — car si l'occlusion de l'un des conduits n'est pas obtenue d'emblée, il est facile de le constater de suite ; et avant de renvoyer le malade, on a recours à une seconde cautérisation galvanique aussi simple que la première, tandis que les récidives qui surviennent après la cautérisation du sac n'apparaissent, d'ordinaire, que plusieurs mois après l'opération, et alors que la plupart des

opérés, habitant la province, manquent du temps nécessaire pour venir réclamer de nouveaux soins.

Des différences d'un autre ordre existent encore
entre les deux systèmes que nous mettons ici en présence : ainsi, nous avons vu que la condition indispen-
sable au succès immédiat de la méthode de Nannoni
était la destruction complète du sac lacrymal, succès
qui pouvait encore n'être que temporaire.

Dans notre méthode, s'il est certain qu'il n'y a pas
de tumeur lacrymale possible après l'occlusion de l'un
et de l'autre conduit lacrymal, il est également positif
que la perméabilité plus ou moins prononcée de l'un
de ces conduits ne s'oppose pas toujours et d'une manière absolue à la guérison du malade ; ce qui n'a rien
de contradictoire en soi et s'explique même facilement
si l'on réfléchit que le tissu cicatriciel qui forme désormais le point lacrymal resté perméable n'est plus,
comme vitalité, comme direction, comme capacité, le
tissu physiologique primitif, et qu'il peut résulter dès
lors, de cette différence, un manque d'aptitude du conduit nouveau à l'absorption des larmes. De là, des
guérisons obtenues en quelques sorte en dehors des
règles absolues ; guérisons dont je possède quelques
exemples recueillis à l'époque où je pratiquais encore
l'excision palpébrale.

Si l'on compare maintenant les deux opérations au
point de vue des traces qu'elles laissent après elles,
tout l'avantage est en faveur de l'occlusion des conduits
par la méthode galvano-caustique, car rien d'apparent
ne révèle l'opération qui a été faite par nous, tandis
qu'il reste toujours quelques indices de l'incision et de

la cautérisation pratiquées sur le sac lacrymal dans l'autre méthode.

Si l'on compare enfin, sous le rapport du larmoiement consécutif, la méthode qui consiste à détruire le sac avec celle qui se borne à oblitérer les conduits, on reconnaît que, dans les deux cas, les larmes ne tardent guère à tarir vers leur source, et qu'il finit bientôt par s'établir une sorte d'équilibre entre leur sécrétion et leur évaporation, de telle sorte que les opérés n'ont plus à s'en préoccuper dans un temps donné.

A cet égard, les avantages des deux méthodes me paraissent donc tout à fait semblables.

En résumé, si j'avais un conseil véritablement désintéressé à donner aux partisans obstinés de la méthode de Nannoni, je leur dirais :

Puisque vous y tenez absolument, cautérisez votre sac lacrymal, mais, comme accessoire, oblitérez en même temps la partie antérieure des conduits ; car cet accessoire est le principal pour la guérison du malade.

Vous aurez ainsi *votre méthode*, que vous désignerez sous le nom de méthode mixte, méthode au moins susceptible de guérir pour toujours et excellente surtout, puisque vous en serez les auteurs.

Que si vous dédaignez mon avis, il vous arrivera ce qu'il advint à Dupuytren qui, lui aussi, guérissait... par la canule : vos revers définitifs ne tarderont pas à éclipser vos succès d'un jour, et, moins heureux que le grand chirurgien de l'Hôtel-Dieu, il ne vous sera pas donné de faire illusion, même à vos contemporains.

FIN.